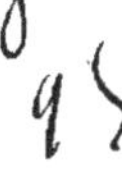

LÉSIONS

DES

ORGANES GÉNITAUX DE LA FEMME

PRODUITES PENDANT LE COÏT

PAR

Le Dr Y. LVOW

Privat docent à l'Université de Kazan (Russie).

Extrait des *Nouvelles Archives d'Obstétrique et de Gynécologie*

DÉCEMBRE 1894

CLERMONT (OISE)

IMPRIMERIE DAIX FRÈRES

3, PLACE SAINT-ANDRÉ, 3

1895

LÉSIONS

DES

ORGANES GÉNITAUX DE LA FEMME

PRODUITES PENDANT LE COÏT

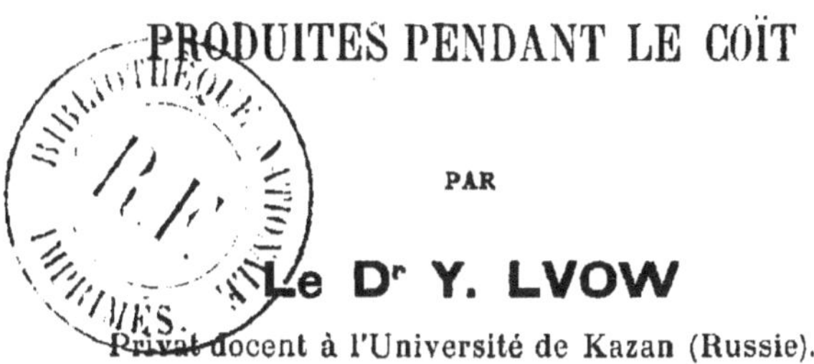

PAR

Le Dr Y. LVOW

Privat docent à l'Université de Kazan (Russie).

Extrait des *Nouvelles Archives d'Obstétrique et de Gynécologie*

DÉCEMBRE 1894

CLERMONT (OISE)

IMPRIMERIE DAIX FRÈRES

3, PLACE SAINT-ANDRÉ, 3

1895

LÉSIONS

DES

ORGANES GÉNITAUX DE LA FEMME

PRODUITES PENDANT LE COÏT

PAR

Le Docteur Y. LVOW
Privat docent à l'Université de Kazan (Russie).

Messieurs, je profite de l'occasion que nous offre une nouvelle lésion du vagin produite pendant le coït pour vous parler des lésions des organes génitaux de la femme dues aux rapports sexuels. Cette question est non seulement d'une importance gynécologique spéciale, mais présente encore au même degré une grande portée au point de vue médico-légal. Cependant, un bon nombre de gynécologues et de médecins légistes nient la possibilité de lésions graves dans la région génitale de la femme pendant les rapports conjugaux répétés, même celles qui sont provoquées *in prima nocte*, pendant le premier rapprochement : en tout cas elles ne sont guère étudiées à fond. Néanmoins cette question a été indiquée dans la littérature médicale depuis les temps les plus reculés et doit être tranchée d'une façon ou d'une autre.

C'est ainsi que depuis l'antiquité on a fait attention aux dimensions anormales du pénis, rendant impossible un rapport sexuel normal et donnant par conséquent lieu au divorce. *Saccheus* rapporte le cas d'une Romaine, qui, à chaque coït avec son amoureux, perdait connaissance à la suite d'une vive douleur dans les organes génitaux, provoquée par l'introduction d'un trop volumineux *pénis*.

(1) Leçon clinique professée à l'Université de Kasan.

Le consistoire suédois a précisé au XVIIe siècle les dimensions en longueur et en épaisseur de l'organe génital mâle, sur lesquelles on pourrait se baser pour les procès de divorce.

Tout le monde sait que pendant le premier rapport sexuel se produit l'effraction de l'hymen, cette sentinelle de l'innocence virginale. Bien que les peuples anciens en aient eu connaissance, les premières notions anatomiques sur ce sujet ne remontent cependant qu'à *Soranus*, 120 après la naissance de Jésus-Christ. Les peuples anciens avaient chacun leurs mœurs et leurs règles pour la rupture de l'hymen. Ainsi les anciens Egyptiens coupaient l'hymen avant le commencement de la vie sexuelle. D'autres peuples de l'antiquité abandonnaient sa destruction aux prêtres ou bien on se servait pour le déchirer d'idoles en ivoire, fabriquées exprès dans ce but. Chez les Phéniciens la privation de la virginité chez la fiancée était pratiquée par des esclaves particuliers. Il y avait une loi sous le règne de Tibère qui défendait de mettre à mort les vierges, avant que le bourreau les eût déshonorées.

Néanmoins, au XVIIe siècle encore, des auteurs même très compétents, doutaient de l'existence de l'hymen (comme par exemple le professeur accoucheur Pierre Dionis, à Paris). Or actuellement la virginité féminine, même chez les peuples sauvages, a une grande valeur comme symbole de la pudeur, de la vertu et de la chasteté, malgré la découverte de l'hymen chez quelques mammifères (chats, chiens, vaches, hyène, ours et autres. [Cuvier, *Leçons d'Anatomie comparée*. Paris, 1805, V[e] volume, p. 122.] Si nous rencontrons encore chez quelques peuples de la Russie septentrionale la préférence du fiancé pour la femme ayant déjà eu des enfants, cela ne prouve pas néanmoins qu'il n'apprécie pas la chasteté féminine. Cette coutume est une conséquence forcée des circonstances : un habitant du nord qui lutte toute sa vie contre la nécessité et le malheur, éloigné de tout le monde, conçoit avec plaisir dans l'avenir une grande famille autour de son foyer, des aides sûrs pour sa pêche et sa chasse et un appui quand l'âge et la maladie le forceront à abandonner le filet et la carabine.

Les anciens Juifs montraient avec orgueil aux parents la chemise de la nouvelle mariée tachée du sang provenant de la fraîche rupture de l'hymen, comme preuve de la virginité de la nouvelle épouse. Cette coutume, répandue jadis en Orient, existe encore actuellement partout en Russie et dans quelques endroits en Italie. A présent encore dans les villages et villes de notre patrie on organise souvent des fêtes, où on montre la chemise ou les draps tachés de sang, en l'honneur de la fiancée qui a conservé sa virginité jusqu'au mariage ; cette chemise est montrée à tous les parents et il n'est pas rare de voir les femmes de la noce, ce *corpus delicti* sur le dos, danser dans la rue en public, casser des pots, etc. En Italie également, selon Meyer, la « *camicia dell' onore* » (chemise d'honneur) est montrée aux amis, comme preuve de la conservation de la virginité par la fiancée.

Sans entrer dans la description de la structure de l'hymen, ni m'arrêter sur la question de son rôle physiologique, je passe à l'inspection des lésions qui se produisent dans l'hymen pendant le premier rapport conjugal.

L'hymen se déchire habituellement d'un seul coup, à la suite d'une pression unique et forte d'un pénis suffisamment vigoureux. V. M. Florinski, dans sa « *Préface à la Gynécologie* », dit entre autres sur le rôle de l'hymen ce qui suit : « On peut supposer que la destination de l'hymen est de servir d'épreuve pour l'homme pendant le premier rapport sexuel, relativement à la force de son appareil génital et par conséquent à sa puissance reproductrice. La nature voulait par là indiquer peut-être que les rapports conjugaux ne doivent avoir lieu qu'entre individus sains et robustes. Dans le cas contraire, l'homme ne serait qu'un faible reproducteur ne pouvant engendrer qu'une postérité débile ; l'homme qui n'est pas capable de vaincre la résistance d'une faible membrane, est indigne d'être compté au nombre des êtres virils ».

Cet acte provoque toujours chez la femme une douleur, suivie d'une hémorrhagie insignifiante. D'après leur situation et leur forme, ces ruptures sont d'aspect extrêmement divers.

Tardieu a observé le plus souvent une rupture unique, longeant l'hymen depuis son bord libre jusqu'à la suture postérieure, partageant ainsi la membrane en deux lambeaux latéraux. Il est plus rare de voir se former deux déchirures, allant du bord libre de l'hymen jusqu'en arrière et sur les côtés ; il y a donc formation de trois lambeaux, dont le postérieur est cunéiforme ; enfin, il peut se former plusieurs ruptures rayonnées, ou, ce qui est moins fréquent encore, l'hymen se détache d'un côté quelconque, et alors son orifice reste intact ; il demeure suspendu dans ce cas à l'entrée du vagin comme une boutonnière flottante. La rupture de l'hymen peut parfois empiéter sur la suture postérieure et la partager en deux lambeaux à peine visibles qui se contractent très vite et même s'effacent complètement.

Pourtant la localisation et le nombre des ruptures dépendent de la forme de l'hymen, de sa résistance, du caractère de la cause agissante, de la rapidité de son action, etc. Il peut arriver que l'hymen reste intact, malgré le coït effectué, soit parce que l'organe mâle n'a pas pénétré dans le vagin pendant l'acte sexuel ou que la solidité de l'hymen l'a empêché d'y entrer ; ou bien encore, comme cela a lieu dans les tentatives de viol sur les enfants quand l'étroitesse des organes en voie de développement rend impossible l'introduction de l'organe mâle ; soit enfin, quand l'hymen est réduit à une sorte de liseré élastique et présente un grand orifice, le rapport sexuel répété peut s'effectuer alors sans attaquer nullement l'hymen.

Tels sont les changements et les lésions *physiologiques* de l'hymen au début de la vie sexuelle. Il va sans dire que la douleur, ainsi que les hémorrhagies, vont varier selon la structure spéciale de l'hymen dans chaque cas, son élasticité et l'étendue des lésions produites. Physiologiquement il faut prendre pour règle, qu'il n'y a d'ordinaire lieu qu'à une hémorrhagie insignifiante qui cesse très vite. La rareté des cas d'hémorrhagies pathologiques abondantes s'explique en partie par le petit nombre de rameaux sanguins importants dans l'hymen et surtout par cette circonstance que les lésions se produisant dans la membrane pendant le rapport sexuel, sont limités, dans la majorité des cas, à des ruptures du bord libre de l'hymen, extrêmement mince et pauvre en vaisseaux sanguins plutôt qu'il ne s'agit de blessures véritables.

Le Professeur Grammaticati, se basant sur ce fait, donne aux lésions de l'hymen pendant le coït le nom de *déchirures incomplètes* ; ce dernier terme est en réalité le plus juste pour la plupart des lésions physiologiques de l'hymen pendant le premier rapport conjugal. (J. N. Grammaticati *Principes de l'étude des accouchements et des maladies des femmes*, page 72.) Les portions déchirées de l'hymen se cicatrisent d'ordinaire en 2 ou 3 jours, d'autant plus vite et avec d'autant moins de complications que la lésion est moins grave, comme c'est le cas pour la lésion du bord libre.

Ce court examen des lésions *physiologiques* de l'hymen pendant le premier rapport conjugal étant fait, passons à l'étude de ses lésions *pathologiques*, ayant lieu de même, principalement pendant le premier rapprochement. Arrêtons-nous tout d'abord sur la possibilité de l'apparition d'*hémorrhagies considérables* dans les ruptures de l'hymen. La littérature compte quelques cas de ce genre d'hémorrhagies. Tels sont les cas fameux de Bordmann et de Borelli où l'hémorrhagie eut lieu chez des hémophiles et aboutit à la mort.

Zeiss, en 1885 (*Centralblatt f. Gynaecologie*, 8) a rapporté également le cas suivant. Il fut appelé auprès d'une nouvelle mariée, le lendemain de la nuit de noce, et trouva la malade presque sans pouls, dans une profonde syncope, une mare de sang entre les jambes et sous le dos. L'hémorrhagie prit naissance immédiatement après le premier rapprochement. Ayant enlevé les caillots, l'auteur put constater dans l'hymen deux ruptures ; une petite, allant du côté droit jusqu'à la base de l'hymen à gauche : des deux faces de cette base, le sang s'écoulait lentement et uniformément. La lumière, parfaitement distincte, du vaisseau altéré, avait à peu près de 1 à 1 1/2 millim. de diamètre. En appuyant le doigt, on pouvait arrêter pour quelques instants l'hémorrhagie, mais à l'aide d'une suture, on arriva à arrêter le sang immédiatement. La malade guérit.

Le docteur Rosanow (*Revue médicale*, 1886, tome 25, page 921) communique un cas semblable de sa pratique. Femme de la campagne, âgée de 18 ans, mariée le 9 février, amenée le 11 février, après le premier coït, — qui eut lieu la nuit du 10, — avec des symptômes d'anémie aiguë à la suite d'une hémorrhagie provoquée par le premier rapprochement, hémorrhagie qui n'a pas encore cessé. Rupture complète de l'hymen semilunaire en bas et à gauche ; le sang suinte continuellement de la rupture. L'hémorrhagie est plutôt d'un caractère parenchymateux; elle fut arrêtée par le tamponnement. La malade guérit.

Le docteur Boriakowski (*Procès-verbaux des séances de la Société d'Accouchements et de Gynécologie de Kiew* 1re an. 2e fasc., 1887) fait part d'un cas analogue d'hémorrhagie après rupture de l'hymen *sub coitu primœ noctis*. Il vit la malade 18 heures après le premier rapport conjugal, avec les symptômes d'une anémie considérable (hémorrhagie abondante avec caillots ; on a changé plusieurs chemises et 10 draps de lit.) La malade est âgée de 18 ans ; son hymen avait à l'examen l'aspect d'un gros anneau (3-4 mm.) : l'une de ses déchirures se trouve en arrière, se dirigeant du côté de la fosse naviculaire : elle est assez profonde, mais n'atteint pas la base de l'hymen ; le sang s'écoule de la rupture. A l'extrémité gauche de la rupture on perçoit le bout saignant du vaisseau sanguin, de 1/2 mm. d'épaisseur, une veine, paraît-il. De cette rupture, parallèlement au bord libre, s'étend une petite crevasse saignante. L'hémorrhagie fut arrêtée par des ligatures.

Le docteur Vachtchenko (*Procès-verbaux des séances de la société d'Accouchements et de Gynécologie* de Kiew, an I, 2e fasc. page 27) mentionne deux cas d'hémorrhagie assez forte de l'hymen après le premier coït ; celle du premier cas était due à une veine rompue et la seconde avait un caractère parenchymateux. Le sang fut arrêté dans le premier cas par une ligature et dans le second par le tamponnement.

Il y a quatre ans, j'ai observé moi-même un cas analogue d'hémorrhagie de l'hymen *sub coitu primœ noctis*. Il s'agissait d'une jeune fille noble, âgée de 21 ans, très robuste. Le premier rapport sexuel fut très douloureux, accompagné et suivi immédiatement d'une hémorrhagie qui força le mari à s'adresser à moi deux heures après le premier rapprochement. L'examen me permit de constater une perte de sang considérable par les organes génitaux ; le sang était en caillots ; la malade présentait des signes d'anémie cérébrale ; tout le lit était littéralement imprégné de sang. L'entrée du vagin est normale ; l'hymen, de forme annulaire, avec un orifice large d'un doigt à peine, assez épais, présente deux déchirures, allant toutes deux jusqu'à la base de l'hymen ; l'une à gauche et en arrière, l'autre directement en arrière dans la direction de la fossette naviculaire. Les deux ruptures saignent, surtout la postérieure. En écartant les bords de la rupture, on voit dans le lambeau postérieur une petite artère, par où s'écoule le sang, avec des pulsations parfaitement nettes du jet sanguin ; dans celle du côté gauche existe une hémorrhagie parenchymateuse. L'hémorrhagie est arrêtée par la ligature du vaisseau, suivie d'un tamponnement. La malade guérit.

Comment expliquer ce genre d'hémorrhagies ? Il est déjà clair, d'après les cas cités, que les hémorrhagies ont eu pour cause des vaisseaux rompus, ou que la perte de sang était d'un caractère parenchymateux ; dans quelques cas d'ailleurs, il s'agissait de sujets hémophiliques. On sait parfaitement cependant que, normalement, l'hymen ne possède guère de gros troncs vasculaires ; mais ceux-ci peuvent s'y rencontrer si l'on se rappelle la structure de l'hymen. On sait que Budin a démontré que l'hymen n'est pas un simple épaississement de la muqueuse, mais présente une continuation directe de la partie antérieure de la vulve et possède une base conjonctive et même musculaire. Donc, l'hymen peut renfermer une grande quantité de vaisseaux provenant des parois de la vulve avec lesquelles il se trouve en rapport anatomique intime. Si l'on se reporte, en outre aux recherches de Gussenbauer qui a démontré la structure caverneuse des parois de la vulve, il nous sera facile de concevoir que l'hymen, continuation directe de la vulve, peut présenter dans quelques cas un développement considérable du réseau sanguin, qui lui donne presque un aspect caverneux. De cette manière, la possibilité des hémorrhagies abondantes dans les déchirures de l'hymen *sub coitu primæ noctis*, soit par les vaisseaux sanguins, soit avec le caractère parenchymateux, devient parfaitement compréhensible. Quand il existe une prédisposition héréditaire aux hémorrhagies il y a plus de chances de voir apparaitre ces pertes de sang. Enfin, j'ai dit qu'il y a des cas cliniques où pendant la rupture de l'hymen, accompagnée ordinairement d'une perte de sang insignifiante, il y a lieu à une hémorrhagie considérable et à l'appui de mon dire je renvoie au travail de Chiari et Habit. (*Mr Wochenblatt*, 1857, 42.)

En ce qui concerne la thérapeutique de ces sortes d'hémorrhagies, elle est très simple : ce qu'il y a de mieux et, dans le cas d'hémorrhagie des troncs vasculaires distincts, ce qui est indispensable, c'est de suturer le vaisseau saignant ; si c'est une hémorrhagie parenchymateuse il est facile de l'arrêter par la pression à l'aide d'un tampon. Il s'en faut de beaucoup que les cas cités épuisent la série de toutes les hémorrhagies possibles de la région de l'entrée de la vulve *sub coitu primæ noctis*. Müller. (*Verh. der phys. medic. Geselsch. in Würzburg.* N. F. V. 1873, p. 178) cite quelques cas d'hémorrhagies après ruptures superficielles entre le clitoris et l'orifice externe de l'urèthre *sub coitu* : un de ces cas même aboutit à la mort. Klapproth (*Monatschr. f. Geburstkunde*, 1859, XIII, I) rapporte un cas analogue. Il y a lieu d'admettre ces hémorrhagies, la région située entre le clitoris et l'orifice externe de l'urèthre étant très riche en vaisseaux sanguins, et quant à la possibilité de la production de ce genre de lésions *sub coitu* dans une posture défavorable de la femme et dans le cas d'une introduction rapide et incertaine du pénis, elle ne doit laisser nul doute. Le traitement est le même ici : il se résume dans la ligature du vaisseau saignant.

Enfin, je dois mentionner encore que *sub coitu primæ noctis* peuvent se produire des hémorrhagies assez fortes du col de l'utérus, après rupture des vaisseaux sanguins turgescents du col de l'utérus, comme l'ont indiqué Schlesinger et Wernich, (*Wirchow's Jahrb.*, II, 609.)

Un cas d'hémorrhagie analogue, très abondante d'ailleurs, a été observé par moi-même (*Médecine Russe*, 1885, 24) ; il s'agit d'une femme de 24 ans, bien portante, de petite taille, mariée seulement depuis la veille. Le premier rapport conjugal fut très douloureux, et suivi d'une hémorrhagie insignifiante : « *il y en avait assez* », selon l'expression de la malade. Bientôt après, des douleurs spasmodiques se firent sentir dans le bas-ventre et trois heures plus tard la malade fut prise d'une hémorrhagie abondante. L'hémorrhagie allait en augmentant toujours d'intensité ; des caillots se montrèrent ; la malade, ayant perdu beaucoup de forces, garda le lit ; puis se déclarèrent les accès d'anémie aiguë au milieu desquels j'ai trouvé la malade à mon arrivée. A l'examen : l'hymen annulaire se montrait déchiré jusqu'à la base en trois endroits : la plus grande rupture se trouve en arrière ; les endroits déchirés sont frais, point douloureux, ni enflammés ; de la rupture postérieure suinte un liquide un peu teinté en rouge. Une grande quantité de sang liquide s'écoule du vagin. Le vagin ne présente nulle part ni lésions ni douleurs. La matrice, de taille normale, point douloureuse, est dans une position normale ; son col est normal, mais le canal en est à demi-ouvert et le sang s'en échappe. Les ovaires et les annexes de l'utérus sont normaux. A l'examen au spéculum la *portio vaginalis* se montre fortement hypérémiée ; de la muqueuse du canal cervical suinte du sang. Par l'anamnèse on voit que la malade, étant jeune fille, était, en général, bien portante ; réglée à 14 ans, les règles revenaient toutes les 4 semaines et duraient de 4 à 5 jours, peu abondantes. Menstruée pour la dernière fois 8 jours avant le mariage ; pas de prédisposition aux hémorrhagies : elle n'en fut jamais atteinte. L'hémorrhagie fut arrêtée par le tamponnement. Le cas que je viens de citer ne peut être autrement interprété que dans le sens de Schlesinger et Wernich.

Ayant terminé avec la question des hémorrhagies survenant pendant le premier rapport sexuel, par suite de ruptures de l'hymen principalement, avant de passer à l'exposé d'autres lésions ultérieures plus graves, — lésions des organes génitaux *sub coitu*, — je tiens à rappeler que l'hymen, lésé pendant le premier rapprochement, peut ne pas se cicatriser comme d'ordinaire en 3-4 jours ; la chose peut se compliquer par l'inflammation de l'hymen, due à une infection à la suite de malpropreté, ou sous l'influence de rapports sexuels trop fréquents dans les premiers jours de la vie conjugale. J'ai eu plus d'une fois affaire à des cas pareils, avec inflammation exclusive de l'hymen seul (*hymenitis acuta*) (1).

J'ai déjà décrit un de ces cas (*Revue Médicale Russe*, 1880) ; le voici résumé : Femme bien portante, robuste, âgée de 23 ans ; mariée depuis 3 semaines. Le coït, dans les premiers temps après le mariage était très fréquent (au moins trois fois par nuit), pas douloureux au début. 8 jours d'une telle existence amenèrent des

(1) Le professeur Slavianski a décrit des cas de ce genre dans son *Manuel de Pathologie et de Thérapeutique de la région génitale chez la femme*, sous le nom de « *Hyperesthesia hymenaica* » ; mais le tableau clinique des cas que j'ai observés ne me permet pas d'admettre ce terme, et me force à les considérer comme des inflammations aiguës et typiques de l'hymen — *hymenitis acuta*.

douleurs pendant le coït : celles-ci allèrent en augmentant de jour en jour, de sorte qu'actuellement les rapports sont complètement impossibles. Examen : les parties génitales externes sont normales et bien développées. L'entrée de la vulve est rouge et douloureuse au toucher : l'uréthre est normal. L'hymen, déchiré en trois endroits (à droite, à gauche et en arrière), se présente avec un aspect très rouge et des reflets violets, très douloureux au toucher, sensiblement épaissi comme s'il était enflé. L'introduction du doigt est à peine possible. Le vagin n'est point douloureux ; pas de pertes blanches, ni d'infection gonorrhéique. L'examen et l'anamnèse nous indiquent que la maladie est localisée à l'hymen, qu'elle a pris naissance peu après le mariage et a pour cause, non la rupture de l'hymen, mais la fréquence des rapports sexuels.

J'ai été amené récemment à observer un cas semblable. Une jeune femme d'officier, très maigre, vint me demander conseil huit jours après le mariage, se plaignant que le coït était extrêmement douloureux, et devenu tel depuis les derniers trois jours, car il n'était pas douloureux auparavant. Questionnée sur la fréquence des rapports conjugaux, elle avoua qu'avant sa maladie elle avait au moins trois rapports chaque nuit et qu'à présent le coït était impossible à cause des fortes douleurs qu'il causait. Examen : *introitus vulvæ* normal. L'hymen, annulaire, avec deux déchirures à gauche en arrière, en train de se cicatriser, est rouge avec reflets violets, enflé et œdématié, extrêmement douloureux au toucher : l'émission de l'urine est normale : point de pertes blanches, ni de gonorrhée. Le traitement, dans les deux cas, consista dans l'abstinence absolue du coït pendant la maladie, et des injections vaginales tièdes : en outre, dans les deux cas, j'ai fait quelques petites incisions de l'hymen, pour amener la diminution rapide des symptômes inflammatoires. Amélioration et guérison rapides.

Ainsi, en dehors des lésions traumatiques de l'hymen *sub coitu primæ noctis*, une inflammation aiguë indépendante de l'hymen peut se développer à la suite de rapports conjugaux trop fréquents et donner lieu à des phénomènes maladifs pénibles nécessitant un traitement. Ces phénomènes maladifs auxquels je donne le nom d'inflammation aiguë de l'hymen — *hymenitis acuta* — doivent être rapportés aussi à la pathologie des premiers jours de la vie conjugale de la femme ; c'est pourquoi j'ai cru nécessaire de les mentionner ici.

Passant aux lésions ultérieures de l'hymen *sub coitu primæ noctis*, je dois vous indiquer les deux lésions suivantes : ou l'hymen se détache *sub coïtu*, ou bien la rupture occupe non seulement toute la largeur de l'hymen, mais empiète encore par continuité sur la paroi vaginale. Il n'est pas difficile de s'assurer de la possibilité des lésions du premier ordre, quand l'hymen se détache pendant le coït. Imaginons un cas de ce genre : hymen annulaire compact, percé d'un petit orifice ; un coït impétueux, la femme étant dans une position telle que le bassin soit un peu soulevé ; alors le pénis cogne de toute sa force sur la partie inférieure de l'hymen et en vertu de l'épaisseur de ce dernier, il l'arrache de sa base au lieu de le déchirer et pénètre de cette manière dans le vagin : dans le cas d'un hymen annulaire le pénis presse avec force son bord antérieur et, dans la position enfoncée du bassin, peut aussi détacher l'hymen de sa base. A l'appui de ce qui précède, citons des observations cliniques, peu nombreuses cependant.

Gussmann (*Archiv. f. Gynaecol.*, Bd. XIII, 1878, p. 440) a publié les cas suivants : Femme de 21 ans, ayant commencé la vie conjugale à 19, le premier rapprochement sans douleur, ni sang : on a constaté à l'examen : un lambeau suspendu un peu à droite de la ligne médiane de l'*introitus vulvæ*, percé d'un orifice presque rond, laissant passer le bout du petit doigt ; le bord de l'ouverture est exempt de déchirures et de cicatrices. Près de la fosse naviculaire on n'aperçoit pas les restes de l'hymen. Il n'y a pas lieu de supposer un processus ulcéreux, ou un hymen fenestral.

Dans le second cas une femme de 23 ans, ayant commencé la vie conjugale à 16 ; le premier coït fut suivi de douleurs et d'hémorrhagie considérables.

Examen : sur la paroi postérieure de la région de l'hymen, on voit un morceau charnu (musculeux) et ferme de l'hymen contracté ; en étalant ce dernier, on trouva, près du bord libre, un orifice laissant passer l'articulation unguéale de l'index. La base de cet anneau est compacte, musculeuse, d'apparence cicatricielle. Latéralement on ne voit pas les lambeaux de l'hymen ; tout est lisse. Au-dessus de l'orifice de l'urèthre s'étale de droite à gauche le lambeau hyménéal supérieur, ayant au milieu de son bord une languette.

M. Gussmann annonce en outre la communication de deux cas analogues de M. Landerberger, sans en donner cependant une description détaillée.

Le cas rapporté par M. Reverdin présente beaucoup d'intérêt (*Archives de Tocologie*, 1893, p. 691). Une femme âgée de 22 ans eut son premier coït il y a 4 ans (le 15 mai 1879) accompagné d'une abondante hémorrhagie et de douleurs. Le rapport conjugal répété fut également suivi de douleur et d'hémorrhagie ; puis tout alla bien jusqu'en 1881 où la malade entra en relations intimes avec un autre individu. Dès lors la douleur et l'hémorrhagie suivirent chaque coït, et la malade fut forcée de se présenter chez l'auteur. A l'examen, on trouve un anneau dur et élastique, épais de 3-4 mm. à l'entrée du vagin, s'insérant sur la paroi antérieure droite de l'urèthre par un pédicule d'un cent. d'épaisseur ; les dimensions de l'anneau sont de 3 cent. Sur la paroi interne, l'anneau présente des déchirures incomplètes dont une est récente et saigne dans l'épaisseur du tissu. Il est clair que c'est justement cet anneau de l'hymen, incomplètement détaché, qui donnait lieu aux douleurs et à l'hémorrhagie *sub coïtu*, en raison de l'introduction du pénis dans cet anneau pendant le rapport sexuel. Si le pénis du premier mari n'est pas arrivé à pénétrer dans cet anneau, selon l'auteur, cela tenait à sa taille énorme, ce qui n'était pas le cas pour le second mari.

En outre, depuis peu, un cas semblable de détachement de l'hymen a été décrit par M. le docteur Zabolotzki, de la clinique de M. Slavianski. (*Journal d'Accouchements et des maladies des femmes*, 1893, octobre, page 803.)

Enfin, j'ai constaté moi-même par hasard un cas semblable de détachement de l'hymen chez une femme, mariée depuis deux mois, qui s'est présentée chez moi à la suite de douleurs dans le bas-ventre. J'ai trouvé à l'examen un hymen annulaire, muni d'un orifice, laissant à peine passer le bout du petit doigt, détaché de la base en arrière et à gauche, supporté par un pédicule assez large à droite et en avant, et se repliant légèrement en dedans. L'endroit déchiré est complètement guéri et présente un aspect normal. L'hymen lui-même est épais, musculeux, pas douloureux. Le premier coït a été pratiqué le bassin étant soulevé (un coussin dur fut posé sous le bassin). Ces cas suffisent pour prouver la possibilité des lésions de ce genre sub coïtu primæ noctis, et s'il y en a peu dans la littérature, ce n'est pas, selon la juste observation de M. le docteur Zabolotzki, qu'ils soient rares dans la pratique, mais c'est ou qu'on ne leur attache point d'importance et qu'on ne les décrit pas spécialement, ou bien que les malades ne s'adressent pas aux médecins, et c'est seulement par hasard que ceux-ci constatent ce genre de lésions.

La seconde catégorie de lésions que j'ai indiquées, notamment celles qui empiètent sur la paroi vaginale, sont aussi parfaitement possibles. Prenons le cas d'un coït impétueux avec une femme d'une complexion faible ou avec une vierge d'un certain âge, ayant comme sentinelle solide de l'innocence virginale un gros hymen annulaire. Supposons en même temps un homme robuste avec un pénis parfaitement développé et bien proportionné. Qu'arrivera-t-il pendant leur premier rapport sexuel ? Une pression impétueuse d'un pénis massif déchirera non seulement ce qui est destiné physiologiquement à la rupture, mais aussi la base du diaphragme, c'est-à-dire la muqueuse vaginale sur une étendue plus ou moins grande ; ou bien, prenant une fausse direction, il ira se loger ailleurs et donnera lieu alors à des lésions d'une autre nature, très graves souvent.

M. le professeur F. Eklund (*Lyon médical*, 16 septembre 1891), rapportant le cas d'une déchirure du vagin pendant un rapport conjugal, déclare entre autres qu'en sa qualité de médecin de la police il eut l'occasion, dans ses 30 ans de service, d'inspecter des milliers d'organes mâles chez les soldats et les matelots de la flotte suédoise ; or, il fut surpris par les différences extrêmes qu'il observa entre les dimensions des pénis, qu'il eut l'occasion d'examiner. « Je ne me tromperai pas, ajoutait-il, en affirmant que chez des individus de taille moyenne le pénis, à l'état de repos, peut-être chez les uns cinq fois plus développé que chez les autres. Plus d'une fois, je pensai avec effroi aux lésions que peut provoquer un de ces pénis énormes dans un vagin étroit, court et rigide. » Il est certain que les lésions de ce genre se rencontrent plus souvent qu'on ne les cite, surtout quand l'homme est ivre et la femme trop excitée. Quant aux faits cités, ils ne manquent pas.

Haliday Croom (*Union médic.*, 1886, 23 mai) décrit le cas suivant : Une jeune femme, mariée depuis peu, s'est adressée à lui se plaignant d'envies fréquentes d'uriner, alors qu'il sortait très peu d'urine. De la vessie distendue, jusqu'à l'ombilic, on retira, à l'aide d'un cathéter, deux litres d'urine. L'hymen, musculeux et très épais, est déchiré au milieu directement en arrière ; en outre, profonde rupture de la muqueuse de la paroi postérieure du vagin, présentant au moins 2 1/2 cent. de longueur. L'auteur apprit, par ses questions, que le premier rapprochement provoqua chez la femme non seulement une hémorrhagie, mais encore des douleurs atroces, au point qu'elle fut prise d'un malaise et de nausées. Se figurant que les choses devaient se passer ainsi, les conjoints renouvelèrent le rapport le matin. Plus tard, à la suite des douleurs dans le ventre, les rapports furent suspendus. L'impossibilité d'uriner était entièrement d'origine réflexe.

Haliday Croom mentionne encore dans le même article deux cas semblables de rupture de vagin.

Il y a 5 ans j'ai observé moi-même un cas analogue de lésions de la vulve chez une femme de 27 ans, robuste. Son premier rapport conjugal fut accompagné de douleurs atroces qui ont provoqué une syncope, après laquelle la douleur n'a pas cessé ; une forte hémorrhagie survint en même temps. Pour arrêter cette dernière, la malade, d'après le conseil des marieuses, appliquait sur les parties génitales des compresses imprégnées d'eau froide et de vinaigre. Le rapport, répété vers le matin, fut encore plus douloureux et également suivi de syncope et d'hémorrhagie. Ensuite les rapports furent interrompus pendant deux jours ; mais, renouvelés le troisième jour, ils furent de nouveau suivis de douleurs semblables et d'hémorrhagies. A l'examen, le quatrième jour, on trouva : un hymen de forme annulaire, percé au milieu d'un orifice laissant passer le petit doigt, épais, musculeux et rouge, un peu douloureux, déchiré en arrière dans toute son épaisseur ; en même temps la rupture pénétrait à travers la base dans le tissu cellulaire vulvo-périnéal. On constata, à l'inspection du vagin, que la rupture de la paroi postérieure du vagin, partant de l'hymen, s'étendait à 3 ctm. plus haut, pénétrant dans l'épaisseur de la paroi vaginale même. Lorsqu'on écarte les lèvres de la plaie, le sang se met à suinter de ses bords. L'examen est très douloureux. Grâce à la simple abstinence du coït et à l'asepsie des organes génitaux, on est arrivé à guérir complètement la plaie et à donner la possibilité de reprendre des rapports conjugaux sans douleur.

On doit placer dans ce groupe le cas décrit par Cercha (*Przeglad lekarski*, 1889, 30 avril). Une jeune multipare de 23 ans fut amenée à la clinique avec des symptômes d'anémie aiguë. Ayant repris connaissance, elle raconta que la nuit après le troisième rapport, elle fut prise de douleurs, accompagnées de sang ; jusque là le rapport sexuel avait été normal. A l'examen la vulve se présenta divisée par une cloison en deux lambeaux, celui du coté droit étant moins large que celui du côté gauche. La portion inférieure de la cloison était arrachée de la paroi postérieure de la vulve, d'où venait le sang. En outre Cercha cite un cas pareil, observé par M. Kohn. Bien que ces cas ne font pas partie de ceux qui relèvent de la *primœ noctis*, néanmoins j'ai tenu à les mentionner ici, comme étant, d'après leur origine, parfaitement analogues à ces derniers.

C'est ici enfin qu'il faut rapporter le cas de rupture du périnée pendant le premier coït, décrit par M. le docteur Massalitinow. L'auteur fut appelé auprès de la malade, quelques heures après le premier rapport conjugal, à l'occasion d'une hémorrhagie considérable des organes génitaux. A l'examen se présenta une rupture du périnée dans la direction de la suture, à tel point considérable, qu'il n'y avait qu'une petite bande de peau de 1/2 ctm. qui séparait son bord inférieur de l'anus ; par son bord supérieur, la rupture pénétrait dans le vagin, aboutissant à un 1/2 ctm. au-dessus de la suture supérieure. La plus grande profondeur de la rupture était de 1 1/2 c. et la longueur surpassait 13 ctm. La plaie était déchirée, avec des bords inégaux. On n'a pas constaté de vaisseaux ouverts. L'hymen, sous l'aspect d'une large bordure, sans dentelures, est déchiré en arrière et sa rupture se confond avec celle du périnée. Le mari, un homme de haute taille, d'une complexion robuste, méritait, selon l'auteur, l'expression de Gogol, « coupé d'une manière peu élégante, mais bien cousu ». Il eut ce premier rapport sexuel, étant en état d'ivresse et le prépuce découvert.

Le cas du docteur MASSALITINOW, que je viens d'exposer, malgré son intérêt au point de vue de la médecine légale surtout, me paraît bien douteux quant à la véracité de son étiologie. En réalité, comment admettre la possibilité d'une lésion semblable *sub coïtu* ? M. SINAÏSKI dans son article, dont je parlerai plus tard, explique la production d'une telle lésion par une forte pression d'un pénis trop volumineux sur les fosses naviculaires, ce qui provoqua une extension considérable du périnée, comme pendan les couches ; par suite de sarigidité, le périnée a cédé.

M. MASSALITINOW attribue exclusivement la rupture au rapport avec le prépuce découvert et avec un trop grand pénis. Mais les deux causes données sont obscures et indéterminées. Quelles que soient les dimensions du pénis, il ne peut pas produire sur le périnée une aussi forte pression que pendant l'accouchement, la tête de l'enfant qui vient d'en haut et présente des dimensions infiniment plus considérables, je le suppose. De plus, on ne peut pas, à mon sens, s'expliquer comment une pression sur les fosses naviculaires peut causer la rupture du périnée. Quant à l'explication de M. MASSALITINOW, relativement à l'importance du rapport à prépuce découvert, elle me paraît tout à fait incompréhensible. Je l'aurais admise volontiers, si M. le docteur MASSALITINOW démontrait la possibilité d'une déchirure plus facile de l'hymen et de lésions plus graves *sub coïtu* à prépuce découvert. Il est parfaitement clair qu'un renflement gros et dur du pénis pénétrant brusquement, puisse, toutes choses égales, provoquer avec plus de facilité des lésions pathologiques de la vulve chez la femme. Par conséquent, quant à la possibilité de la rupture du périnée, pendant le rapport sexuel, je me prononcerais négativement et je m'associerais à l'opinion de M. le professeur SLAVIANSKI (*Manuel de Pathologie spéciale et de Thérapeutique de la région génitale de femme*), sur la nécessité d'accueillir les explications des époux avec plus de méfiance et de critique.

Ceci dit, passons à présent aux lésions plus graves des organes génitaux de la femme sub coïtu. J'ai souvent indiqué que, dans une position anormale de la femme pendant le rapport sexuel, l'organe mâle étant dirigé en arrière, *in fossam navicularem*, dans le cas d'un hymen solide et d'un rapport impétueux, des lésions graves peuvent survenir dans la paroi postérieure de la vulve et du vagin. A l'appui de ceci, j'ai cité plusieurs exemples. Dans le cas où le choc est puissant et où le pénis est dirigé plus en arrière et en même temps en haut, il arrive qu'il pénètre dans le tissu cellulaire recto-vaginal, y glisse sur un certain trajet, s'approchant graduellement du rectum, et peut en définitive rompre ce dernier, donnant naissance à un canal oblique, allant de bas en haut et d'avant en arrière ; le résultat est une énorme fistule recto-vaginale. M. le docteur Boriakowski (*Procès-verbaux de la Société d'Accouchements et de Gynécologie*, 1889, livraison IV, année II, page 43) a essayé de reproduire de ces fistules recto-vaginales sur le cadavre. On se servait, pour ces expériences, du mandrin en bois d'un ancien spéculum cylindrique, rappelant par sa forme l'organe mâle. Or, il ne fallait pas d'efforts bien exagérés pour produire une fistule et les lésions obtenues étaient bien semblables à celles provoquées par le rapport sexuel. M. le professeur Rein (*Procès-verbaux de la Société d'Accouchements et de maladies des femmes, à Kiew*) admet, au nombre des causes favorables à la production de pareilles fistules, la minceur congénitale de la cloison recto-vaginale, présentant comme un reste embryonnaire de l'atrium recto-vaginal. En outre, M. le docteur Savine (*Procès-verbaux de la Société d'Accouchements et de Gynécologie à Kiew*, 1889, fasc. IV, année II, page 71, annexe) indique les conditions suivantes, comme favorables à la production des fistules recto-vaginales *sub coïtu* : *a*) un grand angle d'inclinaison du bassin, car dans ce cas, la fente génitale étant moins accessible, l'entrée dans les organes génitaux placé trop haut est moins facile pour l'organe mâle ; *b*) vice de conformation de l'hymen (*hymen bifenestratus, crebiformis* et autres), et sa solidité ; *c*) le peu de longueur de la fente génitale ; *d*) l'entrée de la vulve, attirée vers la symphyse du pubis (ces deux derniers points sont les conséquences forcées d'une forte inclinaison du bassin) ; *e*) les tentatives infructueuses de rapport, donnant lieu à un état psychique du mari voulant coûte que coûte vaincre l'obstacle à l'introduction du pénis dans les parties génitales, et *f*) une posture anormale de la femme *sub coïtu*, soit en vertu de l'ignorance et de l'inexpérience, ou bien à la suite de la douleur provoquée.

J'exposerai maintenant quelques cas cliniques à l'appui de ce qui précède. Cependant, je dois faire une réserve : je serai loin de citer tous les cas en détail, car cela prolongerait cette leçon pendant plusieurs heures. Je vous indiquerai seulement que la littérature de cette sorte de lésions jusqu'à l'an 1887 est reproduite en détail dans les articles de M. le docteur Boriakowski (*Wratsch*, 1886, nº 46) et de ceux de M. Reimann (*Frauenarzt*, 1887, Hft 2).

Je prendrai les cas les plus véridiques et les plus marquants. J'y rapporte le fait de M. le docteur Boriakowski (*Wratsch*, 1886, nº 46), observé à la clinique d'accouchements et de gynécologie de M. le professeur Rein, à Kiew.

Femme de la campagne, âgée de 20 ans, d'une bonne conformation, bien portante : à l'examen on trouva la fente génitale un peu béante dans l'angle postérieur ; elle se présente étalée à la manière d'un entonnoir. En écartant les lèvres avec le doigt, on aperçoit une rupture du bord antérieur du périnée sur la ligne médiane, longue d'un centimètre à peu près, se continuant vers l'anus ; la couche musculaire est restée intacte. En tout, la rupture se prolonge sous la paroi postérieure de la vulve, formant un canal qui laisse facilement passer deux ou trois doigts, quand il n'est pas distendu. Au fond du canal on voit un pli de la muqueuse rectale, gros comme une cerise ; en écartant ce dernier, on découvre une fistule transversale, ayant l'aspect d'une fente ; elle conduit dans le rectum et laisse passer 2 ou 3 doigts. Les bords de la fistule sont formés par une ancienne cicatrice très solide, large d'un centimètre ; une cicatrice semblable se trouve sur la paroi postérieure du canal. L'entrée de la vulve est attirée vers la symphyse pubienne et à l'examen le doigt parvient avec peine à la trouver. Sans le secours de l'œil, le doigt pénètre dans le canal artificiel et non dans la vulve. L'hymen ferme l'entrée de la vulve sous forme d'une bordure continue, large d'un centimètre ; il est facile à distendre et se présente incomplètement déchiré à droite et à gauche. Quant à l'origine de cette lésion, la malade raconte ce qui suit : Le premier coït pendant la première nuit nuptiale (elle s'est mariée à 17 ans, avec un paysan robuste de 23 ans) fut accompagné d'une douleur atroce et d'une hémorrhagie modérée. Le lendemain, la malade s'aperçut d'un dégagement involontaire par les organes génitaux des gaz et le surlendemain des excréments, mais en quantité insignifiante ; au bout de 2-3 semaines les excréments sortaient pendant la défécation par les organes génitaux, aussi bien que par l'anus.

Les douleurs et les hémorrhagies accompagnaient les rapports conjugaux durant 3 semaines. Après la quatrième semaine, les rapports se faisaient régulièrement par la vulve, mais au préalable le mari introduisait le doigt dans celle-ci pour se guider. L'organe du mari est volumineux ; le gland, surtout, est très gros. Il n'a pas été question d'efforts mécaniques quelconques pendant le premier rapprochement.

Cas de Barton Hirst (*Centralblatt f. Gynaekol.*, 1887). Une jeune personne fut prise pendant le premier rapport d'une douleur et d'une hémorrhagie considérables dans la région des organes génitaux ; les jours suivants elle s'aperçut de la sortie involontaire des gaz et des excréments par la fente génitale. A l'examen on trouva : l'hymen intact, d'une solidité médiocre, de forme annulaire ; près de son bord postérieur existe une rupture transversale, longue d'un pouce et demi, se continuant en haut d'un pouce et demi également. On voit à travers la rupture la muqueuse rectale percée d'un orifice. Le vagin est vierge et intact.

Le cas de M. Savine est intéressant (*Procès-verbaux dę la Société d'Accouchements et de Gynécologie à Kiew*). Observation 10e, 1887, IIe année, livraison VI). Juive de 23 ans, mariée depuis 3 mois à un individu robuste de 23 ans. A l'examen, les petites lèvres sont peu développées, l'hymen intact et de forme annulaire ; une cloison, de consistance assez solide, s'étend depuis le bord inférieur de l'urèthre jusqu'au bord inférieur de l'hymen, de haut en bas, et présente un orifice de chaque côté, par lequel on pouvait faire pénétrer dans la vulve une bougie de Hegar n° 5. Il y a deux centimètres de distance entre la commissure postérieure et l'orifice externe de l'urèthre ; 0,5 centimètres plus bas du bord inférieur de l'hymen se trouve une fistule, par laquelle sort la muqueuse rectale ; il y a des morceaux d'excréments dans la fistule. L'orifice de la fistule laisse facilement passer le doigt investigateur ; les bords de la rupture sont cicatrisés ; l'entrée de la vulve est attirée vers l'arc pubien.

L'angle d'inclinaison du bassin est de 60° ; celui formé par l'arc pubien est de 95°. Sur l'origine de la lésion, la malade raconte ce qui suit : après les tentatives infructueuses faites à plusieurs reprises par le mari pendant le premier rapport, la malade sentit tout d'un coup une douleur affreuse, en même temps que l'introduction du pénis, et perdit connaissance. Revenue à elle, quand on lui eut jeté de l'eau au visage, elle fut prise d'un malaise ; une douleur intense se faisait sentir dans le vagin, et le drap de lit était humecté de sang. S'étant levée pour uriner, la malade s'aperçut que le sang coulait assez fort ; l'hémorrhagie fut arrêtée à force de rester couchée et par des compresses. Le troisième jour, on constata la sortie des gaz par la fente génitale. Quinze jours après, le rapport recommencé provoqua de nouveau la douleur et l'hémorrhagie ; il en fut de même plus tard. C'est alors que la malade s'aperçut qu'outre les gaz une masse d'excréments liquides sortait par la fente génitale.

Le cas communiqué par M. le docteur Sinaiski ne présente pas moins d'intérêt (*Médecine Russe*, 1889, n° 46). Une Juive, âgée de 23 ans, se présenta chez l'auteur le troisième jour après le mariage, se plaignant de douleurs dans l'anus et de difficulté dans la marche, survenues après la nuit nuptiale. Le premier rapport fut douloureux, accompagné d'une hémorrhagie qui amena chez la malade une syncope. A l'examen, les parties génitales externes étaient normales, l'hymen semi-lunaire, d'une épaisseur médiocre, incomplètement déchiré. La commissure postérieure des lèvres est rompue et présente en arrière un enfoncement infundibuliforme, logeant facilement 2 doigts à 2 1/2 ; en outre, il existe une rupture cutanée du périnée sur la ligne médiane du sphincter, formant comme une continuation de l'enfoncement ci-dessus mentionné. En introduisant un doigt recourbé dans le rectum, on le voit par la vulve ; il est clair que c'est à la fausse route partant de la fosse naviculaire que commence le canal infundibuliforme étendu de la vulve au rectum, ayant une large base à l'entrée de la vulve et un sommet plus étroit dans le rectum. C'est par ce canal que vont dans la vulve les gaz et les excréments. Quant aux données anamnestiques, je citerai ce qui suit : la maladie actuelle a pris naissance pendant le premier rapport sexuel. Le mari de la malade est âgé de 23 ans, d'une complexion robuste, et n'a point eu de rapports avant le mariage ; il nie absolument l'introduction du doigt et de quoi que ce soit ; son pénis présente des dimensions assez considérables.

Le cas de M. le docteur Smolitschow est très démonstratif (*Médecine Russe*, 1890, n° 14). Femme de 31 ans, mariée depuis 12 jours à un homme robuste de 26 ans. Les deux premières nuits toutes les tentatives du jeune mari pour le rapport sexuel restèrent sans succès en raison d'un insurmontable obstacle à l'intromission du pénis et des douleurs intolérables éprouvées par la jeune mariée. L'époux était cependant homme expérimenté dans cette matière, étant marié pour la seconde fois. La troisième nuit le mari parvint à pénétrer assez profondément, mais en même temps la nouvelle mariée fut prise d'une douleur aiguë au sacrum et dans le rectum. Quant au mari, il était, comme il le raconta, tout souillé de sang et d'excréments. La douleur et le sang furent arrêtés par le froid et le repos. Depuis lors le sang se montrait en petite quantité par les organes génitaux et les douleurs ne cessaient pas; les excréments ne sortaient que par la vulve. Il ne pouvait pas être question de rapports conjugaux. A l'examen, les grandes lèvres sont un peu enflées, sensibles ; la fente vulvaire laisse facilement passer l'index, qui, arrivé à un pouce et demi de profondeur, se heurte contre une sorte de membrane molle et charnue, lui barrant le passage dans la vulve. Glissant sur la surface de cette membrane, le doigt pénètre en haut et en arrière dans une invagination infundibuliforme, pleine d'excréments solides. Cette voie, anormale dans toute sa longueur depuis la vulve, est souillée par les excréments. Le doigt, recourbé en avant, introduit dans le rectum, peut pénétrer par la plaie dans la vulve. Les bords de la rupture sont inégaux et saignent légèrement pendant l'examen. La direction de la plaie est oblique par rapport à la longueur du rectum; allant de droite à gauche, d'avant en arrière et de bas en haut, la plaie est longue d'un pouce et demi. La commissure postérieure des lèvres est déchirée, les gaz se dégagent involontairement par l'entrée de la vulve. La membrane ci-dessus mentionnée commence à l'orifice externe de l'urèthre, se dirigeant obliquement d'avant en arrière et de droite à gauche, où elle s'insère du côté gauche de la paroi postérieure de la vulve : elle est rouge, paraît charnue et résiste à une forte pression du doigt et de la sonde ; il n'y a que près de l'orifice même de l'urèthre qu'on perçoit une petite poche, non attachée au tissu qui se trouve dessous, derrière laquelle on parvint à faire passer d'avant en arrière la tête d'une sonde en argent ; plus loin, la sonde allait facilement et pénétrait loin dans le vagin. Evidemment on avait affaire à un hymen membraneux, compact, haut placé d'ailleurs, fermant complètement l'entrée de la vulve, ce qui fut établi par le traitement ultérieur, l'incision de l'hymen. (Je le rapporterai à la fin.)

Je citerai enfin un cas de fistules rectovaginales *sub coïtu primæ noctis* (1) observé, le 28 novembre 1892, à la section gynécologique de l'hôpital territorial à Kasan.

Paysanne, M., âgée de 23 ans, de haute taille, bien portante, enceinte de 7 mois, se plaignant du dégagement irrégulier et permanent des gaz et des excréments liquides par le vagin. On apprend par l'interrogatoire que les phénomènes signalés par la malade se manifestèrent la première nuit de noce, après le premier rapport conjugal. Le premier rapprochement fut douloureux, et durant les 7 jours suivants il y eut une hémorrhagie continuelle ; ce rapport fut suivi de dégagement de gaz et d'excréments liquides par le vagin. Il n'y eut point de rapports tant que l'hémorrhagie durait, mais ils furent renouvelés au bout de 15 jours ; le premier de ces rapports fut accompagné de douleurs et d'une hémorrhagie insignifiante ; ensuite, les rapports furent réguliers. Après le mariage il n'y eut point de menstruations. Le mari de la malade était un homme jeune et bien portant. A l'examen on a trouvé les parties génitales internes normales : la commissure postérieure des lèvres est intacte et fortement développée. L'hymen est percé de deux orifices (*hymen bifenestratus*), dont celui de gauche admet l'introduction du doigt ; celui de droite a les dimensions d'une plume d'oie. L'hymen lui-même, large d'un ctm., est charnu, cependant très élastique à gauche ; la cloison interfenestrale de l'hymen, dirigée d'avant en arrière, de droite à gauche et de haut en bas, est épaisse, compacte et large d'un

(1) Cette observation a été communiquée à cette époque par mon collègue M. le docteur P. Teplow à *la Société des médecins de l'Hôpital territorial à Kasan.*

ctm.. La base de la cloison est arrachée et à l'endroit déchiré se trouve un orifice rond, à travers lequel on voit la muqueuse rectale. Cet orifice laisse passer librement le doigt : c'est par là que commence le canal, allant de droite à gauche, de bas en haut et d'avant en arrière, et aboutissant au rectum. Le bord supérieur de cet orifice externe a une structure cicatricielle. Cette cicatrice commençant à la muqueuse vaginale longe la paroi antérieure du vagin en se dirigeant en haut. L'orifice du canal menant dans le rectum est situé à 5 cmt. près de l'anus. Le rapport sexuel a eu lieu dans la position habituelle, la femme sur le dos : il ne fut pas question d'introduction d'objets étrangers dans les voies génitales de la femme. La malade subit le traitement chirurgical de sa fistule qui donna de bons résultats.

Vous le voyez, messieurs, il n'y a absolument pas moyen de douter de la possibilité de la formation de fistules rectovaginales *sub coïtu primæ noctis*, que viennent établir les faits très nets que j'ai cités. Nous n'avons pas le droit de nous méfier des témoignages des malades, car, selon les auteurs qui les rapportent, ces témoignages étaient pleins de franchise et de pure vérité. Il serait plus facile d'admettre la dissimulation de cette cause et l'invention d'une autre pour expliquer l'origine de lésion pénible, une lésion accidentelle étant moins honteuse que celle survenue *sub coïtu*, dont la description, faite en l'absence de la malade, fait sourire beaucoup de personnes.

Terminant l'examen des lésions de l'entrée de la vulve avec formation de fistules rectovaginales *sub coïtu primæ noctis*, je tiens à appeler encore une fois votre attention sur l'étiologie de cette sorte de lésions. Vous avez pu conclure de la plupart des cas cités que la principale cause de gravité se trouve ou dans la structure anormale de l'hymen (*hymen bifenestratus*, *hymen velamentosus*, *membraneux*) ou bien dans sa consistance compacte et charnue, créant de tels obstacles à l'intromission du pénis qu'au lieu de détruire la barrière normale, il se fraye plutôt une nouvelle voie anormale. Il est depuis longtemps établi par les anatomistes et les gynécologues que dans quelques cas exceptionnels l'hymen peut être d'une solidité inusitée, nécessitant une incision, et que, par conséquent, dans ces cas, avec un orifice très haut situé et très petit, l'hymen présentera un insurmontable obstacle à l'intromission. Il y a tout lieu de croire que les gynécologues observent beaucoup de ces cas ; quant à moi, j'ai eu plusieurs fois l'occasion d'inciser l'hymen dans les conditions ci-dessus mentionnées et de donner de cette manièreaux nouveaux mariés la possibilité de mener une vie sexuelle normale après de vaines tentatives. Tous les gynécologues sont d'accord sur le point que l'hymen devient plus compact avec l'âge de la vierge, mettant un obstacle au premier coït. Cornfeld (*Manuel de médecine légale*, page 435) dit : « L'hymen des vieilles filles devient plus compact. » Il se peut cependant qu'il soit résistant, épais et charnu chez de jeunes sujets.

D'autre part, il est reconnu que le bout inférieur du rectum, étant donné la minceur de la couche du tissu conjonctif qui le réunit à la paroi du vagin, est très sujet à la rupture, qui arrive souvent à la suite de causes diverses. Il est facile de concevoir qu'un effort excessif, employé par le mari *sub coïtu*, après des tentatives infructueuses pour découvrir la voie normale, doit provoquer la rupture de *loci minoris resistentiæ*. La direction oblique de la plaie relativement à l'hymen et à la pression de l'organe mâle fait penser que c'est justement l'hymen et rien d'autre qui, dans la majorité des cas, empêche l'organe mâle de découvrir la voie normale, en lui donnant une direction fausse au moment de son approche. Du reste, le fait que le coït normal s'établit régulièrement, l'obstacle du côté de l'hymen une fois éloigné, est une preuve évidente de ce qui précède. Je n'exclus pas par là la possibilité de l'action des autres causes, ci-dessus mentionnées ; seulement j'attribue à la conformation et à la forme pathologique de l'hymen le rôle prédominant, en m'appuyant sur les données cliniques.

Cette question vidée, il est naturel de se demander si des lésions semblables *sub coïtu* peuvent avoir lieu du côté de l'urèthre, de la paroi antérieure du vagin et de la vessie ? Envisageons en détail ces diverses questions.

M. le docteur Massalitinoff (*Wratsch*, 1885, 13) a décrit le cas suivant, observé à la clinique de M. le professeur Lazarewitsch.

Femme âgée de 19 ans (mariée à 18), de constitution très robuste. Le premier rapprochement fut accompagné d'une forte douleur et d'une hémorrhagie abondante durant 8 jours. Le troisième jour après le rapport, la malade s'aperçut qu'avec le sang il s'écoulait de l'urine des organes génitaux. La malade, d'une taille au-dessus de la moyenne, est d'une conformation normale. L'hymen se présente à l'examen déchiré en deux grands lambeaux et plusieurs petits ; les parois du vagin sont assez élastiques et sensibles au toucher. Sur la partie antérieure du vagin, au niveau du col de l'utérus, se trouve un orifice grand comme une monnaie de 50 kopeks, faisant communiquer le vagin avec la cavité de la vessie. Les bords de l'orifice sont tuméfiés, très douloureux et imprégnés de sels urinaires. Le col est dévié à gauche. La matrice se présente antéfléchie et inclinée à droite. A l'examen clinique de ce cas, dit M. le docteur MASSALITINOW, M. le professeur LAZAREWITSCH constata la longueur insuffisante du vagin qui, ajoutée à l'hypothèse que la vessie était trop remplie pendant le coït, pouvait contribuer, étant donné l'épaisseur de cette dernière, à une contusion de la paroi antérieure du vagin et de la paroi postérieure de la vessie. Il se peut que dans l'interstice entre les deux organes, ainsi que dans leurs parois, il se soit produit en même temps une hémorrhagie, suivie de l'atrophie des tissus. Le fait que l'urine ne commença à sortir par le vagin que 3 jours après le premier coït donne lieu à supposer plutôt ce mode d'origine, qu'une rupture directe.

M. le docteur ESSIPOW (*Revue médicale*, 1886, nº 1) décrit le cas suivant : Le 9 octobre 1885, il examina une malade pour des hémorrhagies des organes génitaux survenues à la suite de la première tentative de rapport conjugal. La malade est âgée de 19 ans, point réglée. A l'âge de 17 ans elle fut prise de douleurs au sacrum et dans le bas-ventre, apparaissant périodiquement toutes les 3 semaines. Le 9 octobre elle se maria avec un homme de 25 ans, grand et robuste. A la première tentative de rapport, le mari et la femme étant assez ivres, la nouvelle mariée sentit une douleur aiguë et cuisante dans le vagin et immédiatement après le sang jaillit de la fente génitale.

Examen 5 heures après : les parties génitales externes sont normales ; une poche grosse comme un œuf de poule fait saillie par l'orifice du vagin, fermant complètement son entrée : la couleur de cette poche est celle de la muqueuse normale, et au travers on voit distinctement les veines. L'urèthre est déchiré sur une étendue de 2 ctm. en haut dans la direction de la vessie; le sang suinte de la rupture. Diagnostic : *atresia hymenalis* et *ruptura uretræ sub coïtu*.

Je n'ai point trouvé d'autres cas de lésions analogues dans la littérature ; mais ces deux observations cliniques et les calculs théoriques étant donnés, essayons de trouver d'une manière ou de l'autre l'explication de ces lésions *sub coïtu* de l'urèthre et de la vessie avec formation de fistules allant du vagin dans cette dernière.

Si vous réfléchissez au mécanisme des rapports sexuels, prenant en considération ce fait indiscutable que pendant le coït l'organe mâle se dirige principalement en arrière, se heurtant contre la portion postérieure de l'hymen, allant ensuite dans le vagin vers sa voûte postérieure, il vous sera aisé de comprendre pourquoi les lésions des parties situées en avant de l'anneau hyménéal ne se rencontrent jamais, pas même dans les rapports avec des petites filles dont les organes génitaux ne sont pas normalement développés. En somme, leur place n'est pas dans la pathologie des rapports sexuels. Quant aux cas où les rapports conjugaux se font par l'urèthre dilaté, précédés de lésions de ce dernier, comme c'est le cas pour l'exemple cité par M. Essipow, ou sans lésions préalables, ils ne peuvent exister que quand le vagin est inaccessible à l'organe mâle en vertu de la solidité de l'hymen ou d'absence complète du vagin. Dans la plupart des cas cités ce n'est pas un coït unique qui joue ce rôle, mais une suite de rapports conjugaux qui dilatent petit à petit l'orifice externe de l'urèthre, le rendant à la fin accessible au passage de l'organe mâle. Mais là où l'hymen possède la moindre ouverture, il se déchire lui-même à la suite de la pression de l'organe mâle, ou bien il se détache en arrière en permettant de cette manière le rapport sexuel. Par conséquent, j'affirme que tant que les organes externes de la femme sont normaux, la lésion de l'urèthre ne peut avoir lieu pendant le rapport sexuel. Mais quand le vagin est oblitéré, quand il y a *atresia hymenalis*, une telle lésion et un rapport par l'urèthre est en général parfaitement possible, l'orifice externe de l'urèthre se présentant dans ce cas comme la voie unique et la plus commode à l'introduction du pénis ; d'ailleurs, il est *locus minoris resistentiæ*. Les observations cliniques vont nous montrer à quel point l'orifice de l'urèthre peut être élargi en cas d'absence complète du vagin et de pratique de la vie sexuelle. La chose se passe ainsi : à la suite de pressions fréquentes de l'organe mâle, l'entrée oblitérée se dilate graduellement, s'enfonce en attirant avec elle la paroi inférieure de l'orifice de l'urèthre, le dilatant à son tour.

L'urèthre une fois suffisamment dilaté, l'organe mâle y entre directement, de sorte que les rapports conjugaux peuvent avoir lieu pendant des années et des années, sans qu'il s'ensuive de conséquences nuisibles pour la femme. Sans doute, une dilatation rapide et brusque de l'urèthre peut ici aussi provoquer des lésions avec la rupture de ses parois comme dans le cas cité par M. Essipow.

Quant aux lésions de la vessie et à la formation d'une fistule vaginale pendant le coït, je ne puis nullement admettre une lésion de cette sorte *sub coïtu.*

Le pénis une fois arrivé dans le vagin par l'anneau hyménéal, y produit une pression proportionnelle, uniforme sur toute la circonférence, et se dirige vers la voûte postérieure du vagin, surtout en raison de la position de la femme. La longueur insuffisante du vagin ne joue ici aucun rôle, car Hyrtl encore, dans son Anatomie topographique (IIe partie, page 50), a exposé comme règle qu'étant donné la position normale de la femme pendant le coït, l'organe mâle n'entre jamais en entier. De même, la vessie trop remplie pendant le coït, n'a aucune influence. La vessie de la femme se déplace donc facilement quand elle est trop pleine, en écartant la matrice en peu en arrière et en la soulevant en même temps en haut. Il va sans dire que la vessie étant trop pleine pendant le coït, le vagin devient plus long, sa voûte antérieure s'allonge, et la seule chose qui puisse se produire dans le cas d'un vagin pathologiquement court, c'est le décollement du cul-de-sac antérieur d'avec la matrice.

De plus, il est nécessaire pour la formation d'une fistule vésico-vaginale que la paroi postérieure de la vessie et la paroi antérieure du vagin exercent une pression considérable et de longue durée sur la symphyse du pubis; il faut les mêmes conditions que celles qui provoquent une fistule vésico-vaginale pendant l'accouchement ; ces conditions ne pouvant se présenter pendant le coït, il n'y a donc nulle raison d'admettre les lésions de ce genre dues au coït.

Le cas du docteur Massalitinow pèche par l'explication étiologique,et la théorie donnée à ce point de vue par M. le Professeur Lazarewitsch est en grande partie problématique et par conséquent d'aucune valeur. M'appuyant sur ce qui précède, je nie catégoriquement la possibilité des lésions de la paroi antérieure du vagin et de la vessie pendant le coït. Quant à la lésion de l'urèthre, je ne l'admets que dans le cas d'une atrésie hyménéale ou d'absence complète du vagin.

Ceci dit, passons à l'examen de la dernière question, c'est-à-dire la blessure du vagin dans sa longueur ou au niveau de son insertion à la matrice pendant le coït.

En parcourant les manuels de gynécologie et de médecine légale, nous avons dû constater qu'on passe généralement cette question sous silence (West, Scanzoni, Hegar et Kaltenbach), ou qu'il n'en est parlé qu'incidemment (Gorwiz, Schroeder), ou bien qu'on l'expose sous une forme peu précise, comme une question non résolue. Beigel (*Krankheiten des weiblichen Geschlechts*, 1875, page 607-608, IIe partie) s'exprime de la manière suivante : « La lésion de la vulve peut-elle être une conséquence du coït comme l'a décrit Diemerbroeck ? La chose est bien douteuse; dans tous les cas, les lésions de ce genre doivent être très rares. » L'observation de M. Diemerbroeck concerne deux Hollandaises qui ont eu une rupture du vagin la première nuit de leur mariage à la suite d'un coït accompli d'une façon sauvage. Il s'ensuivit une hémorrhagie tellement abondante que les deux cas aboutirent à la mort. Un cas analogue est rapporté par M. Colombat, et Meissner dit aussi avoir observé un cas de ce genre où la mort s'ensuivit au bout de quelques jours.

M. Breisky (*Billroths Handbuch der Frauenkrankheiten*, 7 fasc., 1879, page 89-90), traitant des ruptures du vagin, doute qu'elles puissent arriver *sub coïtu* à la suite d'un rapport sexuel pratiqué brutalement, bien qu'il cite les cas ci-dessus mentionnés de Diemerbroeck, Colombat et Meissner.

Quant aux lésions graves produites pendant le viol chez les enfants, M. Breisky, ainsi que M. Hoffmann (*Lehrbuch der gerichtl.*

Medic., 1877) sont plutôt disposés à les expliquer par les attouchements grossiers que par l'acte même du coït.

Preuschen (*Real Encyclopedie der gesammt. Heilkunde*, 1883, Bd XIX, page 375), dans un article sur les ruptures du vagin, « doute fort que le vagin puisse se déchirer à la suite d'un rapport conjugal, bien qu'il existe quelques observations anciennes, d'après lesquelles un coït brutal fut suivi de la rupture du vagin et de mort provoquée par l'hémorrhagie. » Enfin, au sens de M. le Professeur Slaviansky (*Manuel des maladies des femmes*, page 247), les lésions du vagin *sub coïtu* dans son tiers moyen et dans les culs-de-sac, surtout quand le vagin est normal, doivent être considérées comme non prouvées.

Quant aux états pathologiques, tels que certaines formes de rétrécissement et d'involution sénile de la vulve, ils peuvent occasionner, dans certaines conditions, sous l'influence du coït, des lésions plus ou moins graves.

D'après tout ce qui précède, nous pouvons nous rendre un compte exact de l'état actuel de la question. Je ne crois pas cependant que quelqu'un de vous doute de la possibilité de la résoudre d'une façon précise, au moins en médecine légale, car cette solution peut fournir à la justice, dans des cas en apparence très semblables, ou bien une base à l'accusation, ou bien des éléments pouvant servir à la justification de l'accusé et à la démonstration de son innocence. Il y a actuellement, dans la littérature moderne, un bon nombre de cas incontestables de lésions du vagin *sub coïtu* ; j'ai observé moi-même deux cas très démonstratifs de lésions de ce genre ; c'est pourquoi, profitant de ces données, je me permets de poser la question devant vous, afin de vous donner des éléments suffisants pour vous prononcer dans des cas de ce genre s'ils se présentent à vous dans votre pratique ou devant les tribunaux.

Je ne vous exposerai pas en détail les deux cas analogues, observés par M. le docteur Munde (*Paris médic.*, le 26 octobre 1884), dans lesquels il s'agissait d'une lésion de la voûte postérieure du vagin produite pendant le premier rapport sexuel, suivie d'une hémorrhagie considérable, ne connaissant ces cas que d'après de courtes analyses. Je ne décrirai pas, pour la même raison, le cas de RADCLIFF (*Boston med. and surg. Journal*, 1885), identique à ceux de MUNDE : je ne m'arrêterai pas non plus au fait de M. ZEISS (*Centralblatt f. Gynaekol.*, 1885, le 21 février), son étiologie étant douteuse, car il s'agit ici d'une femme qui, 6 semaines après les couches, terminées d'ailleurs au forceps, eut une rupture de la voûte vaginale à droite et en arrière pendant un coït pratiqué dans la posture dite « *en vache* ». M. le docteur ESKOW (*Médecine russe*, 1885, 23), rapportant ce cas en détail, arrive avec raison à la conclusion que la lésion de la voûte vaginale avait dû être provoquée pendant les couches par l'application de forceps ; puis, pendant le coït, le travail de cicatrisation de la plaie fut troublé, en même temps que sous la pression de l'organe mâle les bords de la cicatrice se séparèrent, donnant ainsi l'aspect d'une rupture récente du vagin. J'accepte tout à fait cette explication du cas de M. ZEISS : c'est pourquoi je n'entre pas dans les détails à son sujet. Je ne ferai également que mentionner le cas de rupture de la vulve par le coït, décrit par le docteur CHADWICK (*The Boston Medic. Journal*, 1885, 30 avril), car je ne le connais que d'après une analyse.

Je m'arrêterai plus longtemps sur les cas de BARTEL (*Wratsch.*, 1885, n°s 20 et 21). Le quatrième cas de Bartel est le suivant. Une paysanne de 50 ans entra à l'hôpital dans son service, atteinte d'une hémorrhagie qui l'a prise la nuit même. D'une bonne conformation et d'une bonne constitution, les règles ont cessé depuis 8 ans. La matrice est mobile et un peu inclinée en arrière. Sur la paroi postérieure du vagin se montre une plaie triangulaire, déchirée sur une longueur de quelques centimètres ; la partie supérieure du triangle est la plus courte et se dirige le long de la voûte postérieure, parallèlement à l'insertion du vagin et à un travers de doigt du col ; la partie droite se dirige en bas et la gauche obliquement de haut en bas et de droite à gauche ; la plaie présente sa plus grande profondeur dans le coin supérieur gauche, où le doigt pénètre directement dans le tissu cellulaire adhérant à la matrice ; l'hémorrhagie est insignifiante. Voici comment la chose s'était passée. La malade se rendait à pied, la veille au soir, de Zarskoie-Selo à Saint-Pétersbourg. Un inconnu la rejoignit chemin faisant ; après quelques verstes de marche, il se jeta sur elle et la viola : là-dessus une hémorrhagie s'ensuivit, qui força la malade à se présenter à l'hôpital dès son arrivée. Le même docteur Bartel raconte le cas suivant (*Centralblatt f. Gynaek.*, 1888, 1er décembre) : Une domestique âgée de 20 ans fut trouvée dans la rue, un soir, sans connaissance, à la suite d'une hémorrhagie abondante provenant des organes génitaux. On constata une rupture de la muqueuse du cul-de-sac postérieur du vagin. Cette rupture présentait une longueur de 3 cent. La veille et le jour même, le soir, la malade avait eu des rapports avec un soldat ; les rapports n'étaient point impétueux, et ils furent accompagnés d'une douleur insignifiante ; immédiatement après le dernier rapport apparut une hémorrhagie qui augmenta à tel point que la malade perdit connaissance.

M. le docteur Gimmelfarb (*Centralblatt f. Gynaek.*, 1890, 31 mai, et *in Journal d'accouchements et des maladies des femmes*, 1890, page 409) rapporte le cas suivant de rupture du vagin pendant le coït. Femme de soldat, 24 ans ; immédiatement après un rapport avec son mari (6 semaines avant son entrée à l'hôpital) elle s'aperçut d'une hémorrhagie provenant des organes génitaux, de douleurs dans le bas-ventre et d'une émission douloureuse de l'urine. Le mari continuait les rapports conjugaux , malgré l'hémorrhagie et les douleurs dans le bas-ventre (!) ; 8 jours avant l'entrée à l'hôpital les douleurs s'accentuèrent considérablement ; la malade mourut. A l'autopsie on trouva des infarctus abcédés dans les poumons, un pus ichoreux dans la plèvre. La muqueuse vaginale était grise, couverte de membranes de couleur gris sale, et de caillots de sang ; à la réunion du tiers moyen avec le tiers supérieur, à l'endroit de l'union de la paroi postérieure à la paroi latérale, il existait une perte de substance de la taille d'un timbre allemand, au milieu de laquelle une bande d'un 1/3 de cent. d'épaisseur s'étendait depuis son bord supérieur jusqu'à l'inférieur ; dans la partie gauche de la voûte postérieure se trouve une autre perte de substance, grande comme une pièce de 20 pfennig, dont la base était ramollie et imbibée de pus ; les deux orifices mènent à une cavité dans le tissu cellulaire du paramétrium gauche : la matrice est volumineuse.

Le cas de la clinique de M. le professeur Schauta, décrit par M. Frank (*Wiener Mediz. Presse*, 1889, n° 49), présente également beaucoup d'intérêt. Femme de 25 ans, ouvrière, entrée à la clinique avec des symptômes d'anémie aiguë et d'hémorrhagie profuse par les organes génitaux.

Le col se présente à l'examen recurvé en arrière, de volume normal ; l'utérus est normal ; la vulve est déchirée sur le *fornix* postérieur jusqu'au péritoine.

Au sujet de l'origine de cette lésion, le récit de la malade fut celui-ci : elle eut un coït avec un ouvrier, pendant lequel elle était à demi-assise ; l'intromission du pénis fut très impétueuse. Le rapport fut suivi d'une hémorrhagie qui alla jusqu'à la syncope : c'est alors qu'elle fut amenée à la clinique.

Dans le journal *La Clinique* (24 juillet 1860), on trouve décrit le cas suivant : Une jeune fille de 20 ans, après un rapport avec son fiancé dans le parc de Stockholm, éprouva une douleur aiguë, comme si quelque chose était arraché dans le bas-ventre ; une hémorrhagie et une grande prostration s'ensuivirent. La chose eut lieu assez tard dans la soirée. On trouva à l'examen : un petit filet de sang de couleur foncée s'échappant continuellement du vagin, lequel est rempli de caillots de sang. Dans le cul-de-sac postérieur, le doigt pénétrait dans un enfoncement, tapissé d'un tissu plus léger ; le col utérin est compact, comme celui d'une nullipare.

La rupture au niveau du cul-de-sac avait jusqu'à 3 ctm. de longueur et un peu plus de 1/2 ctm. de profondeur ; elle n'allait pas jusque dans la cavité péritonéale, mais se dirigeait transversalement derrière le col utérin. Le vagin lui-même n'était ni trop court, ni trop étroit, et paraissait en somme normal ; pas d'autres lésions.

M. le docteur Teuffel (*Centralblatt f. Gynaekol.*, 23 août 1890) publia le cas suivant : Femme âgée de 29 ans, nullipare ; pendant un rapport conjugal, quatre jours auparavant, elle ressentit une douleur atroce, suivie d'une hémorrhagie abondante. Le vagin est relativement court, étroit, lisse et peu extensible, se rapprochant par son aspect du type sénile.

On trouva une rupture du cul-de-sac postérieur du vagin. Les bords de la rupture sont séparés de manière à former un triangle au fond duquel on aperçoit le tissu cellulaire du paramétrium. Le côté le plus long du triangle se dirige au milieu du cul-de-sac postérieur vers la droite, et à la distance d'un ou deux ctm. du vestige de l'hymen, il rencontre le bord antérieur de la plaie, longeant depuis la vulve jusqu'à la paroi vaginale droite. Le troisième côté du triangle empiétait sur la région postérieure droite de la région vulvaire.

Je citerai enfin le cas du docteur Harris (*The British Medic. Journ.*, 9 mai, 1891) observé dans sa pratique médico-légale. Il pratiqua l'autopsie du corps d'une petite fille hindoue de 10 à 12 ans, extrêmement amaigrie, d'une faible constitution, et qui, peu de temps auparavant, avait été mariée à un adolescent de 16 à 18 ans, bien conformé ; la mère de la fillette lui avait fait une opération quelconque pour « donner de la maturité » (*maturity*) aux parties génitales. L'examen révéla des contusions toutes fraiches des petites et des grandes lèvres, du clitoris, des bords de l'orifice de l'urèthre et de la vulve, avec une destruction presque complète de l'hymen, ensuite une destruction de la paroi vaginale postérieure et de la vulve, une rupture irrégulièrement circulaire de la paroi gauche de la vulve ; tout près de son contact avec le col de l'utérus, cette déchirure pénétrait dans la cavité péritonéale ; il y avait une grande quantité de caillots de sang dans les fosses iliaques, enfin des signes certains de péritonite récente. L'auteur,en terminant son article, indique que dans le traité de Clevers (*Medical Jurisprudenc. in India*), on peut trouver toute une série de cas de lésions mortelles des organes génitaux chez les épouses-enfants pendant le premier coït.

Je citerai maintenant deux cas de détachement du cul-de-sac postérieur du vagin pendant le premier rapport conjugal, que je fus appelé à observer à la section gynécologique de l'hôpital territorial du gouvernement de Kazan.

1er *cas* : Le premier septembre 1890, à 10 heures du matin, fut amenée à la section gynécologique de l'hôpital, avec des symptômes d'anémie aiguë, à la suite d'une hémorrhagie considérable par les organes génitaux, une paysanne de 40 ans, cuisinière de profession, de haute taille, d'une bonne constitution et d'une parfaite conformation ; menstruée depuis l'âge de dix-sept ans, les règles arrivaient toutes les 3 semaines et duraient 7 jours, sans douleurs, mais peu abondantes. Mariée à 18 ans ; 5 couches à terme, le dernier accouchement eut lieu 11 ans auparavant. Veu ve depuis 7 ans, elle avait depuis 5 ans des rapports douloureux avec un individu. Les rapports avec son mari ne l'étaient pas : ceux d'aujourd'hui sont accompagnés parfois d'une douleur insignifiante. Le mal l'a prise ce matin au bain où elle se rendit avec son amant pour accomplir le rapport conjugal. Dès le début du rapport la malade ressentit, en même temps que l'introduction, rapide du pénis dans le vagin,une douleur atroce au point qu'elle ne put s'empêcher de jeter un cri ; en même temps le sang se montrait en grande quantité. Le rapport fut interrompu ; on habilla tant bien que mal la malade et on l'amena à l'hôpital. Examen : les parties génitales externes et tous les linges sont fortement souillés de sang, sortant en jet continu de la vulve ; les parties génitales externes paraissent normales. Le vagin, multipare, est assez large et d'une longueur moyenne ; les parois en sont lisses et minces. Le col de l'utérus, d'une épaisseur et d'une fermeté normales, regarde en avant. L'utérus, compact et mobile, n'est pas très incliné en arrière : il n'est ni augmenté de volume, ni douloureux. Le cul-de-sac postérieur est aplati et même un peu raccourci et un peu dur. La muqueuse du cul-de-sac postérieur du vagin est décollée dans toute sa largeur de son insertion au col de la matrice ; la rupture se dirige un peu sur les côtés et en bas ; sa longueur transversale est de 4 à 5 ctm.

La surface de la rupture est rugueuse et de forme triangulaire, le sommet dirigé vers le col de l'utérus. Point d'orifice donnant dans la cavité péritonéale. La plaie peut loger trois doigts pliés ensemble. A l'examen au spéculum on voit la rupture dans toute son étendue et sa surface imbibée de sang ; de tous les points de cette surface s'écoule le sang, il n'y a point de vaisseaux ouverts visibles, bien que l'hémorrhagie soit à coup sûr de nature artérielle. Il ressort nettement de l'histoire de la malade que nous avons affaire à une rupture récente du cul-de-sac postérieur vaginal, survenue pendant un rapport sexuel, en même temps que l'introduction du pénis.

L'étiologie de ce cas est parfaitement claire et authentique : ni la malade, ni son amant n'étaient ivres.. Comme traitement, on tamponna le vagin avec la gaze iodoformée après une désinfection préalable ; on appliqua de la glace sur le ventre, et la malade resta couchée, gardant le repos. 11 jours plus tard, la déchirure était complètement guérie et la malade quitta l'hôpital.

2e *cas*. Il s'agit ici de la malade qui a été l'origine de cette leçon, et qui est entrée dans notre service le 23 novembre 1893. Vous voyez devant vous une femme extrêmement anémique, de taille moyenne, âgée de 28 ans. Nous apprenons par son interrogatoire qu'elle a eu dans son enfance la petite vérole et la rougeole ; menstruée àl'âge de 14 ans, les règles arrivent toutes les trois semaines et durent trois jours. Le premier coït a eu lieu à l'âge de 21 ans : 4 couches à terme, la première à 22 ans, la dernière il y a 2 mois 1/2.

L'accouchement se passa sans complications. La femme n'a pas eu d'affection gynécologique. Actuellement elle nourrit son enfant ; donc point de menstrues après les couches. Le premier coït après les couches eut lieu le 20 novembre et fut normal : dans la nuit du 24 novembre, le coït fut répété. Ce dernier était très douloureux au début de l'introduction du pénis. A la suite de l'introduction rapide du pénis, comme dit la malade, elle fut prise d'une douleur atroce au fond des organes génitaux, en arrière, douleur qui dura tout le temps du coït, lequel fut mené jusqu'au bout. Après quoi la malade s'aperçut d'une hémorrhagie abondante, avec caillots, qui l'affaiblit extrêmement et nous la fit conduire à l'hôpital.

L'examen des organes génitaux donne les résultats suivants : les parties génitales externes sont normales, le vagin d'une longueur normale, les parois en sont lisses et minces ; les culs-de sac, le postérieur surtout, sont raccourcis. La matrice est petite, non douloureuse et dans la position normale ; les annexes sont inaccessibles aupalper. Le cul-de-sacpostérieur du vagin est détaché dans toute son étendue du col de la matrice ; la rupture se porte ensuite d'un ctm.vers la gauche ; sa longueur totale est de 4 ctm. ; larupture est de forme triangulaire, le fond en est rugueux. Le péritoine du cul-de-sac est intact. A l'examen au spéculum on constate que les parois du vagin sont très pâles, lisses, brillantes, comme si elles étaient atrophiées. En examinant la surface de la plaie, on lui trouva des bords inégaux, un fond formé de tissu cellulaire, imbibé de sang ; c'est de là qu'il suinte actuellement en quantité insignifiante. Vous ne trouvez point d'autres lésions. Vous pouvez donc poser le diagnostic *d'hypoplasia uteri et vaginæ physiologica et abruptio fornicis posterioris incompleta sub coïtu.* Par suite de l'absence de vaisseaux ouverts, le traitement se fera par le tamponnement du vagin avec de la gaze iodoformée pendant 3 jours et par le repos ; nous prescrirons ensuite les irrigations vaginales et un traitement tonique interne (1).

Tels sont, Messieurs, les matériaux cliniques relatifs à la question des lésions du vagin pendant le coït. Il est tout naturel de se poser la question de savoir si ces matériaux nous donnent le droit de considérer comme possibles les lésions de ce genre pendant le coït et quelles sont les conditions de leur existence. L'étiologie des deux cas que j'ai cités est parfaitement authentique.

S'il n'y avait point d'autres cas ou si l'étiologie en était douteuse, ce qui est parfaitement admissible pour plusieurs des cas que je viens de citer, ces deux faits nous disent nettement que les lésions du vagin, et notamment de son cul-de-sac postérieur, sont parfaitement possibles. S'il en est ainsi, pourquoi les observe-t-on tellement rarement et quels sont les moments favorables à leur apparition ? Sans nul doute, la longueur du pénis ne joue pas un grand rôle, car il n'entre pas en entier (Hyrtl) pendant un rapport ordinaire ; de plus, l'extensibilité du vagin est telle, qu'il peut, dans les conditions habituelles normales, contenir même un organe mâle volumineux. De même un rapport impétueux, grossier ou, si vous voulez, passionné, n'est d'aucune importance, car dans ce cas-là aussi un vagin normal recevra toujours comme il faut un organe mâle normal sans qu'il survienne de lésions. Il est connu depuis les temps anciens (j'ai nommé P. Sacchus) qu'étant donné la disproportion du pénis avec le vagin, le rapport peut être douloureux, même au point d'amener une syncope, mais il n'est pas accompagné pour cela de lésions graves. Nous avons donc le droit de conclure qu'avec un vagin sain, d'une élasticité et d'une extensibilité normales, et le rapport étant régulier, il ne se produit point de lésions dans la profondeur du cul-de-sac, même dans le cas d'une grande différence de dimension entre la longueur et la largeur du vagin et la longueur et l'épaisseur du pénis. Pour

(1) La malade guérit ; l'hémorrhagie s'arrêta le 27 novembre ; la plaie se cicatrisa le 4 décembre.

qu'une lésion de cette sorte se produise il est nécessaire que la structure des parois vaginales soit pathologique, que le vagin ait perdu son élasticité et son extensibilité; il faut qu'il présente ces altérations qui ont lieu à la période climatérique ou dans le cul-de-sac postérieur dans le cas de *parametritis atrophians Freundi.* C'est alors seulement qu'un organe mâle volumineux et son introduction brusque agiront comme cause réellement efficiente.

Examinant nos cas et d'autres, pris dans la littérature à ce point de vue, vous verrez que dans nos cas cet état prédisposant, notamment l'état pathologique des parois du vagin, existait. Nous avons eu affaire à l'atrophie des culs-de-sac et du vagin dans les deux cas : dans le premier cas, le processus dépendait du *clymacterium* en train de s'effectuer ; le cul-de-sac postérieur était dans le stade de *parametritis atrophicans Freundi*; dans le second cas, nous avions un vagin en état d'atrophie physiologique ou plutôt d'hypoplasie sous l'influence de l'allaitement. Vous avez vu, dans le second cas, combien les parois du vagin étaient minces, blanches et atrophiées. Vous avez pu vous convaincre de la diminution évidente de l'élasticité et de l'extensibilité des parois. Si vous vous rappelez les dires des malades — que l'apparition de la douleur était contemporaine de l'introduction impétueuse du pénis — le mécanisme de lésions de cette sorte vous sera parfaitement clair. Ces lésions ne peuvent se produire sur un terrain parfaitement sain et pendant un rapport normal. La seule chose qu'on puisse admettre, c'est la déchirure du cul-de-sac dans une posture anormale de la femme pendant le coït, comme dans le cas de M. Frank, où la femme était à demi-assise. Dans cette posture, et dans le cas d'une introduction impétueuse du pénis, la rupture peut se faire, même dans un cul-de-sac vaginal normal, car alors le cul-de-sac et l'utérus sont placés très bas et l'organe mâle se dirige directement en arrière. Mais la production de lésions de ce genre dans le vagin dans les positions différentes de la femme *sub coïtu*, n'est pas une loi, ni une règle qu'on puisse établir et citer sans explication, c'est une des exceptions innombrables dans la question des irrégularités dans le mécanisme des rapports sexuels.

En terminant cette leçon, Messieurs, je vous rappellerai l'importance de ces faits dans les rapports avec la Justice. Je vous ai fatigués peut-être par quelques détails de l'exposé, mais sachant que cette question n'est pas examinée en détail, même dans les manuels de Médecine légale, j'ai tenu à vous donner des fils conducteurs pour la solution de questions semblables, et faire ressortir, à part cela, le côté purement scientifique et gynécologique de toutes les lésions possibles de la région génitale de la femme pendant les rapport sexuels.

Clermont (Oise). — Imprimerie DAIX frères, 3, place Saint-André.

www.ingramcontent.com/pod-product-compliance
Lightning Source LLC
LaVergne TN
LVHW050501160826
845677LV00003B/867